Michael Bauer

Geistiges Heilen lernen

lifecollege
Michael Bauer

Impressum

Geistiges Heilen lernen

Autor:
Michael Bauer / 92224 Amberg

ISBN: 978-3-944803-67-8 (Paperback)

Verlag:
Michael Bauer – Lifecollege
Hinter der Veste 2
92224 Amberg

Druck:
Books on Demand GmbH
In de Tarpen 42
22848 Norderstedt

Bibliografische Information der Deutschen Nationalbibliothek:
Die Deutsche Nationalbibliothek verzeichnet diese Publikation in der Deutschen Nationalbibliografie; detaillierte bibliografische Daten sind im Internet über http://dnb.d-nb.de abrufbar.

Inhaltsverzeichnis:

Vorwort

Geistiges Heilen, was ist das? Um diese Frage beantworten zu können, erscheint es mir wichtig, erst einmal zu beleuchten, was denn eine Krankheit ist, bzw. sein kann. Nun, eine Krankheit ist nicht selten eine Disharmonie von Körper, Geist und Seele (wobei es wohl treffender heißen sollte: Körper, Psyche und Seele).

Wichtig ist, zu lernen, dass der Mensch eine Einheit aus Körper, Geist und Seele darstellt. Der Körper ist der grobstoffliche Anteil (die materielle Hülle), Geist und Seele dagegen sind feinstofflich.

Der Geist verbindet uns mit der Weisheit, in ihm ist auch das bewusste Denken angesiedelt. Die Seele aber ist mit unserer Lebensaufgabe vertraut. Alles zusammen ist der jeweilige Mensch – mit allen Gefühlen, Gedanken, Sehnsüchten, Neigungen...

Im Folgenden gehen wir nun davon aus,

dass Krankheit meist eine Disharmonie zwischen Körper, Geist und Seele darstellt (ein Konflikt zwischen den wahren Wünschen der Seele und dem eigenen „realen" Lebensplan der Persönlichkeit). Wenn sich die Persönlichkeit nun weigert der Seele zu folgen, kann eine Krankheit die Folge sein.

Die auftretende Krankheit ist nun als Warnsignal anzusehen, um darauf zu achten, dass eine Disharmonie herrscht und das persönliche Wachstum gebremst ist.

Wenn wir immer auf unsere „Innere Stimme" hören würden, wäre es theoretisch sogar möglich ohne Krankheiten und Schmerzen zu leben - aber Hand aufs Herz: Wir sind beileibe nicht alle „Erleuchtete", und so ist es wohl auch eine unserer Aufgaben, anzunehmen und zu verstehen, das wir man nicht perfekt sind - dies jedoch anzustreben kann (meines Erachtens) kein Fehler sein.

Die Fallstricke in unserem Leben sind,

dass wir immer darauf aus sind alles mit dem Verstand zu regeln und nur allzu häufig unsere „Innere Stimme" ignorieren: Weil es eben nicht in unser „Lebensschema" passt oder weil das Ziel, welches uns die „Innere Stimme" nennt, nicht sichtbar ist und die äußeren Hinweise darauf hindeuten, dass dieses Ziel „real" nicht erreicht werden kann.

Nur allzu oft hört man dann später: „(...) Hätte ich das doch anders gemacht – ich hab´ es mir ja gleich gedacht (...)" – oder man hört die „Innere Stimme" überhaupt nicht mehr. Dann setzt man auf diese Fehlentscheidung womöglich „noch einen drauf" und entfernt sich so immer mehr vom eigenen ICH, vom eigenen Weg.

Dabei ist es möglich, sich körperlich völlig gesund zu fühlen, im emotionalen Bereich jedoch fängt man an zu leiden. Erkennt man dies nicht als Lernaufgabe der Seele an, können Reaktionen im körperlichen Bereich ausgelöst werden.

Die erste Lernaufgabe ist es nun die Krankheit anzunehmen und nach deren

Ursachen zu forschen. Ist man dazu in der Lage, so ist der erste Schritt getan (und das ist nicht immer einfach – jedoch sollte man sich dieser Herausforderung stellen).

Das Wichtigste ist, sich selbst gegenüber ehrlich zu sein, das Leben zu überdenken. So wird man unweigerlich auf Umstände stoßen, die in Disharmonie mit der Seele stehen.

„Geistiges Heilen" geht nun verschiedene Wege, wobei zu sagen ist, dass der Heiler meist intuitiv arbeitet, er heilt auch nicht in dem Sinne wie man es sich bei einem Arzt o. ä. vorstellt; er aktiviert und stärkt die Kräfte, welche in jedem von uns enthalten sind: die Selbstheilungskräfte!

Dies tut er voll verantwortlicher Liebe zum Mitmenschen. Heilversprechen und Diagnosen soll, kann und darf er dabei nicht abgeben.

Zum einen kann es z. B. mittels Besprechen möglich sein, den Geist wieder in "geregelte Bahnen" zu bewegen, oder ihn mit gezielter Energiearbeit wie z. B. Handauflegen, Reiki usw. zu helfen, dass die Energien wieder richtig fließen, sprich Blockaden aufgelöst werden können.

Einen anderen Weg stellt z. B. die Befreiungsarbeit dar, welche sich u. a. damit beschäftigt, dass Fremdenergien in oder um uns sind und für so manchen Schiefstand verantwortlich sind, bzw. sein können.

Welche geistige Heilmethode denn nun richtig ist, kann niemals pauschal gesagt werden. Wichtig dabei ist das Gespräch, eine ausgeprägte Empathie sowie gelebte Intuition.

Abschließend sei noch erwähnt, dass die hier vorgestellten Methoden nicht der Weisheit letzter Schluss sein sollen, sondern sich mit der klassischen Schulmedizin vermischen sollten. Denn für mich gilt der Wahlspruch: So wenig Chemie wie nötig und so viel Hilfe wie möglich.

Ich hoffe, Sie haben mich verstanden:

die hier vorgestellte Theorie soll niemals den Besuch bei einem Arzt, Therapeuten oder Heilpraktiker ersetzen; sie soll jedoch anregen darüber nachzudenken was denn eigentlich in uns vorgeht...

Unsere Aura

Jeder Mensch ist von einer Aura umhüllt, die den physischen Körper durchdringt und ihn umgibt. Diese Hülle ist feinstofflich und gehört somit der materiellen Ebene an. Die Aura besteht aus mehreren Schichten, ist elektromagnetisch und somit nachweisbar.

Ätherkörper:
Der Ätherkörper dehnt sich ca. 1-5 cm über den physischen Körper aus. In ihm sind die Empfindungsfähigkeit und die Lebenskraft gespeichert. U. a. lassen sich somit auch Phantomschmerzen erklären, dies sind Schmerzen, die z. B. an einem bereits amputierten Bein auftreten können.

Emotionalkörper:
Der Emotionalkörper dehnt sich in einer Hülle von ca. 3-8 cm um den physischen Körper aus. Er ist für die Instinkte und Gefühle verantwortlich. Alle Gefühlsregungen sind in dieser Schicht

abgebildet, auch Blockaden sind hier sichtbar (unter Umständen durch Byosen sogar fühlbar, das ist das sensible Erfühlen der Aura mit den Händen. Hier lassen sich unterschiedliche Körperwahrnehmungen empfinden: von Wärme über Kribbeln bis hin zum Schmerz).
Der Emotionalkörper wird z. B. auch bei einer „Einweihung" stark angesprochen.

Mentalkörper:
Der Mentalkörper umgibt den Körper in einer Reichweite von ca. 8-20 cm und ist stark strukturiert. Hier werden alle Wahrnehmungen unserer körperlichen Sinne verarbeitet, egal ob bewusst oder unbewusst (Denken, Ideen, Werturteile und Moralvorstellungen).

Astralkörper:
Diese Schicht der Ebene ermöglicht es, dass wir mit jedem anderen Teil der Schöpfung verbunden sind. Feinfühlige Menschen können oft energetische Verbindungen zu anderen spüren. So kann es z. B. sein, dass man zwei Menschen sieht und sicher weiß, dass diese sich lieben oder aber sich nicht

„riechen können" – man kann „hinter die Kulissen" schauen und weiß es einfach. Je mehr man in seinem Selbstverwirklichungsprozess („ins Reine kommen") vorankommt, desto mehr erhält man Zugang zu dieser Ebene. Ist die Astralebene „bereinigt", ist der Kanal zum „höheren Selbst" weit offen und man kann das „ICH" und „SELBST" verwirklichen.

Äther-, Emotional- und Mentalkörper gehören der materiellen Ebene an. Die Astralebene nennt man auch Transformationsebene, sie kann als Brücke zwischen der materiellen und der immateriellen Ebene gesehen werden (hier kommt der Austausch zustande).

Spiritueller Körper:

Hier liegen die Bewusstseinsprogramme und das Potenzial, welche wir uns in vergangen Leben angeeignet haben. Auch diese Ebene unterteilt sich wieder in den ätherischen, den emotionalen und den mentalen Aspekt – nur eben auf der immateriellen Ebene. Sie werden über die Astralebene gespiegelt. Diese

Ebene kann sich, je nach Entwicklungsgrad, über mehrere Kilometer weit ausdehnen. Aus der „Selbstverwirklichung" wird die „Selbsterkenntnis" (kann werden).

Farben der Aura:

Rotgetönte Farben
Sinneserfahrung, Körperbezogenheit (Materialismus), Vitalität
Positiv: Lebensenergie und Vitalität
Negativ: Materialismus

Orangegetönte Farben
Vereinen physisch-vitale Energie mit mentaler Aktivität –
ausgleichend für Körper und Geist
Bei Gold, Orange und Aprikosenfarben ein Anzeichen für spirituelle Verbindung und Einwirken höherer Ebenen.
Postitiv: Achtsamkeit und Überlegung
Negativ: Trägheit und Unterdrückung

Grüngetönte Farben
Balance und Ausgleich, Harmonie und individuelles Wachstum, starke Heilkraft;
stehen auch für niederes, objektives Denken,
ein sehr dunkles Grün kann auch auf Verrat hindeuten.

Blaugetönte Farben
Höherer Mentalbereich, subjektiver Geist, inspirierend, religiös, lindernd, hohe spirituelle Qualität, künstlerische Begabung, Selbstlosigkeit, hohe Ethik, auch Melancholie und Existenznot. Schöne dunkle Blautöne deuten darauf hin, dass der Mensch seine kollektive Aufgage gefunden hat.

Violett
Erhabene Spiritualität, große spirituelle Kräfte, kann auch in Blasslila und Weiß übergehen. Allumfassende Liebe, Weisheit und wahre Größe.

Schwarz
Deutet auf Verneinung des Lebens hin, zeichnet negative Emotionen jeglicher Art aus, negative Gedanken oder Taten, Hass, Missgunst, Trübsinn, Pessimismus usw.

Anleitung zum Aura Sehen:

1. Person soll vor einer leeren Wand sitzen.
2. Indirektes Licht kann hilfreich sein.
3. In einer angenehmen Position vor die Person setzen, ruhig und entspannt sein.
4. Auf einen Teil des Körpers der Person konzentrieren (z. B. Schulter).
5. Weiterhin auf die Linie des Körpers blicken und aufhören klar auf den Körper zu schauen (Augen vom Blinzeln abhalten).
6. So lange es geht durchhalten, irgendwann wird man eine strahlenförmige Farbe vom Körper ausgehen sehen (evtl. auch fühlen).

Bei Problemen oder Verschwimmen der Farbe: Augen schließen, tief durchatmen und evtl. auf einen anderen Körperteil konzentrieren.
Übungen mit sich selbst können auch vor einem Spiegel durchgeführt werden.
Je mehr Übung man hat, desto mehr wird man sehen.

Die Chakren (Chakras)

Ein Chakra ist ein Energiewirbel (Energiezentrum), der ständig in Bewegung ist. Mann kann es sich in etwa wie einen Transformator vorstellen, von dem Lebensenergie aus der universellen Energie aufgenommen wird und diese dann in eine für uns passende Form umgewandelt und unserem Energiesystem zugeführt wird.

Die Schwingungsfrequenz ist von Chakra zu Chakra unterschiedlich, sie erhöht sich von unten nach oben. Neben den Hauptchakren gibt es noch viele andere, so genannte Nebenchakren (z. B. an den Füßen, Knien, Händen usw.), jedoch sind alle Energiezentren über die Wirbelsäule miteinander verbunden.

Die eigentliche Übersetzung des Wortes „Chakra" heißt Rad. Das ist auch sehr treffend, denn, wie bereits erwähnt, sind es sich spiralförmig drehende Energiewirbel – also „Räder der Kraft", sie dehnen sich sowohl nach vorne, als auch nach hinten aus und gehen sowohl durch den physischen Körper, als auch durch alle Auraschichten hindurch.

Die Chakren können als Eingangstüren, als auch als Ausgangstüren für irdische und kosmische Energie betrachtet werden. Auf der einen Seite saugen sie Energie (Lebenskraft, Nahrung) von außen an und bringen diese in unser System, anderseits transportieren sie Energie vom Inneren nach außen, stellen somit also auch einen gewissen Reinigungsprozess sicher.

Auch, wenn wir gar nichts davon wissen, benötigen wir diesen Energieaustausch. Unser physischer Körper benötigt Nahrung in Form von „Essen". Zugleich benötigen wir noch jede Menge an weiterer Energie.

Ich bitte einmal Folgendes zu beachten: Der Mensch strahlt rund um die Uhr ca. 37 Grad Celsius ab. Dies sind umgerechnet in Kilojoule und auf den ganzen Tag hin verteilt viele Tausend Kilojoule (eine exakte, bzw. verlässliche Berechnungsmethode habe ich bis dato nicht gefunden). Nun ist es weiterhin bekannt das der Mensch im Durchschnitt zwischen 1500 und 2000 Kilokalorien zu sich nimmt, das sind umgerechnet ca. 6200 bis 8400 Kilojoule.

Aus dieser einfachen Rechnung geht ganz klar hervor, dass sich der Mensch also nicht nur von Nahrung im herkömmlichen Sinne alleine ernährt bzw., dass da „noch etwas sein muss".

Unsere Chakren sorgen mit der Energiezufuhr u. a. auch dafür, dass „Leben" überhaupt erst möglich ist. Was wir meist nicht beachten ist, dass ja auch normale Nahrung Lebensenergie in Form von Licht enthält, das die Pflanzen durch die Sonne aufgenommen und durch Photosynthese in Chlorophyll umgewandelt haben (wird in den grünen Teilen der Pflanze abgelagert). Weiterhin nehmen wir ständig Nahrung in Form von Sonnenenergie durch unsere Haut auf. So gesehen ist Nahrung in Form von Energie also auch für uns lebensnotwendig.

Insgesamt gibt es 7 Chakren (auch Chakras gesprochen), nummeriert werden Sie von unten nach oben, angefangen vom Unterleib – bis hinaufgehend zum Kopf.

7 - Kronenchakra (oberhalb des Scheitels)
6 - Stirnchakra (3. Auge)
5 - Hals-Chakra
4 - HERZ-Chakra
3 - Solarplexus-Chakra
2 - Sakral–Chakra (Sexual-Chakra)
1 - Wurzel–Chakra

Kronenchakra:
Einheitsbewusstsein, Weisheit, Intuition, Verbindung zum höheren Selbst, allumfassende Liebe

Stirnchakra (3. Auge):
Hellsehen, Sitz des Willens, Inspiration, Gedankenkontrolle, Bewusstseinserweiterung, spirituelle Wachheit

Hals-Chakra:
Kommunikation, Kreativität, Verantwortungsgefühl

HERZ-Chakra:
Gefühlszentrum, Mitgefühl, Friede, Vertrauen, Vergebung, spirituelle Entfaltung

Solarplexus-Chakra:
Macht, Angst, Stärke, Dominanz

Sakral-Chakra (Sexual-Chakra):
Vitalität, Selbstwert, Lust, Lebensfreude

Wurzel–Chakra:
Lebenskraft, Lebenswille, Fruchtbarkeit, Überleben

Es ist nun leider keine Seltenheit (abhängig von der Lebenssituation), dass die Chakren des Menschen in Ungleichgewicht kommen. Z. B. hat dann das Wurzelchakra zu viel Energie, das Halschakra dafür zu wenig, oder, oder, oder. Von Zeit zu Zeit kann es daher sehr sinnvoll sein, einen Chakrenausgleich vorzunehmen.

Anleitung zum Chakrenausgleich:

1 Eine Hand auf das Wurzelchakra legen, die andere auf das Dritte Auge. Warten, bis sich die Energien ausgeglichen haben und sich beide Hände gleich anfühlen.

2 Nun eine Hand auf das Sakralchakra, die andere Hand auf das Halschakra und warten bis sich die Energien ausgeglichen haben.

3 Als Abschluss die eine Hand auf das Solarplexus und mit der anderen auf das Herzchakra. Auch hier wieder warten bis sich die Energien ausgeglichen haben.

Das Kronenchakra ist NIE und in keinster Weise zu beeinflussen, es gleicht sich selbst aus.

Meditationsübungen

Um sich auf das Heilen einzustimmen, ist es von Vorteil, sich selbst in einen leichten Zustand der Trance zu begeben. Hierbei sind Meditationen von größtem Nutzen.

Es folgen ein paar Beispiele:

- Setzte oder lege dich in eine für dich bequeme Position.
- Schließe deine Augen.
- Halte deine Hände gefaltet auf deiner Brust, etwa in Höhe des Herzens. Dein Atem aus der Nase soll dabei deine Fingerspitzen berühren.
- Nun atme durch die Nase ein und durch den Mund wieder aus. Beim Einatmen legst du die Zungenspitze an deinen Gaumen. Beim Ausatmen lässt du die Zunge wieder fallen. Lenke deine Gedanken mehr und mehr auf deinen Atem und lasse sie schließlich ganz fallen.

oder /und:

- Setze oder lege dich in eine für dich bequeme Position.
- Schließe deine Augen.
- Atme ein und zähle in Gedanken bis 4.
- Halte die Luft an, während du bis 2 zählst.
- Nun atme aus und zähle dabei bis 4.
- Halte die Luft an, während du bis 2 zählst.

oder /und:

- Setze oder lege dich in eine für dich bequeme Position.

- Versuche deine Gedanken bzw. inneren Bilder zu sehen und ihnen zu folgen.

- Folge nur dem, was dir gerade in den Sinn kommt, lasse dich nicht ablenken, egal wie schnell es abläuft.

- Übe täglich zwischen 3 und 10 Minuten. Gelingen Dir 10 Minuten, so fahre mit der nächsten Übung fort.

- Übe nun, dass nur solche Gedanken und Bilder dich berühren und beschäftigen, die zu dem passen, was Du gerade tust!

- Wenn du isst, dann beschäftige deine Gedanken nur damit, wenn du den Geschirrspüler ausräumst, dann beschäftige deine Gedanken nur damit. Lasse alle anderen Gedanken weg.

- Ziel ist einzig, zuzulassen was gerade zu deiner Tätigkeit gehört. So wird dein Hier und Jetzt gefördert, du lernst jeden Augenblick bewusster zu erleben und wahrzunehmen.

- Schaffst du dies, so gehe zum nächsten Schritt über.

- Betrachte nun nur noch einen Gedanken, bzw. ein Bild. Alles, was sonst auf dich einstürmt, wird verdrängt bzw. unterdrückt.

- Stelle dir z.B. die kosmische Energie vor, die durch dich hindurchfließt und lasse nichts anderes mehr zu.

- Nichts anderes ist mehr in dir, nichts lenkt dich ab. Nur eben dieses eine Bild, diese eine Vorstellung.

- Nachdem du es geschafft hast, 10 Minuten diese Übung zu halten, so fahre mit dem nächsten (letzten) Schritt fort.

- Schließe deine Augen.
- Verdränge jeden Gedanken und jedes Bild, das dich erreicht. Schweife auf keinen Fall ab, halte diese Leere und du gelangst in einen wunderbaren Zustand des Seins
- Kannst du diese Leere 10 Minuten halten, so ist das Ziel erreicht

Die Kunst des Handauflegens

Die Kunst des Handauflegens ist eine sanfte, aber dennoch kraftvolle Technik, welche sowohl für den Gebenden, als auch für den Nehmenden sehr angenehm ist.

Der Heiler / die Heilerin (im Folgenden werde ich nur noch von Heiler sprechen, ich bitte die Weiblichkeit hier um Verständnis) stellt sich hiermit als Kanal zur Verfügung. Die universelle (kosmische) Energie, die ständig um uns ist, wird durch den Heiler und über dessen Hände auf die jeweilige Person übertragen, ein direktes Berühren ist hierbei nicht unbedingt notwendig.

Durch die übertragende Energie wird sowohl die Selbstfindung und Persönlichkeitsentwicklung, als auch Heilung im Sinne von Selbstheilung gefördert. Die Energien wirken sowohl belebend, als auch entspannend. Sie können sowohl an Menschen, Tiere, Pflanzen oder auch Gegenstände weitergegeben werden.

Sofern die Bereitschaft dazu gegeben ist, kann das Praktizieren des Handauflegens die Lebenseinstellung in vielen Bereichen verändern. Es fördert die Qualität der Liebe, Anteilnahme, Mitgefühl, guten Willen, Heiterkeit und Gelassenheit.

Die hier von mir gelehrte Methode des Geistigen Heilens deckt sich in weiten Teilen mit der Kunst des Reiki. Jedoch - so finde ich persönlich - ist Reiki in manchen Punkten etwas zu starr. So haben die jeweiligen Einweihungen fest zu befolgenden Regeln und Abläufe. Ich persönlich finde, dass dies nicht immer Sinn macht, denn manch ein Mensch ist in seinem Selbstentwicklungsprozess schon sehr weit, hat den Kanal, um Energie fließen zu lassen evtl. schon von alleine geöffnet bzw. öffnen lassen.

Ein weiteres Thema ist der Schutz vor Fremdenergien. Bei Reiki ist der Schutz erst beim 3. Grad ein Thema, die Energien fließen jedoch schon ab der ersten Weihe. Ich finde, es ist mehr als sinnvoll sich von Beginn an zu schützen.

Tatsache ist, das Dr. Usui 5 Lebensregeln verbreitet hat, welche ich Ihnen hier nicht vorenthalten möchte. Sie sind für die Tätigkeit eines jeden Heilers von enormer Bedeutung:

- Werde nicht wütend.
- Mach Dir keine Sorgen.
- Sei dankbar.
- Arbeite hart.
- Sei freundlich zu anderen.

Geistiges Heilen ist nicht nur eine Tätigkeit, es sollte vielmehr eine Lebenseinstellung sein. Die o. g. Regeln sind einfach und leicht verständlich. Wer nach ihnen lebt, wird vieles erfahren und geben können.

Jeder Heiler erhält eine Einweihung, wodurch die körpereigenen

Schwingungen erhöht werden (siehe die Anmerkungen bei der Chakren-Erklärung). So kann die universelle Energie besser aufgenommen, als auch über die Hände und in Gedanken wieder abgegeben werden. Hierbei sind sowohl Eigen- als auch Fremd- und Fernbehandlungen möglich.

Bei einer Behandlung spüren einige, wie angenehme Wärme aus den Händen strömt, die auch von einem Kribbeln und Pulsieren begleitet ist, bzw. begleitet werden kann (die Wahrnehmungen sind sehr individuell). Andere spüren zu Beginn vielleicht gar nichts, das wiederum kann sich nach einiger Zeit der Anpassung ändern. Tatsache jedoch ist, dass die Energie fließt. Je mehr der Heiler mit der Energie des Universums arbeitet, desto mehr wird er ein „Gespür" dafür entwickeln. Wichtig jedoch bei dieser Arbeit ist die innere, geistige Haltung (siehe auch o. g. Regeln).

Nach einer Einweihung tritt eine „Reinigungsphase" ein. In dieser Phase kann es sein, dass man sich müder als

sonst fühlt, sich Durchfall einstellt, man vermehrt Wasser lassen muss o. Ä.
Der Körper und auch der Geist müssen sich nach der Einweihung erst auf den neuen Umgang den Energien einstellen, daher kann es zu Veränderungen kommen.
Im Allgemeinen erhält man nach der Einweihung auch einen verschärften Sinn (dies kann man sich in etwa vorstellen wie eine Antenne – man wird feinfühliger, was innere Botschaften betrifft).

Einige Empfehlungen:

- Zu Beginn sehr häufig mit sich selbst arbeiten (auch ein Ausgleich der Chakren ist in diesem Zusammenhang sehr sinnvoll).

- Die Fähigkeit mit den Händen Energien wahrzunehmen sollte gerade zu Beginn ausgebaut werden: Die Handteller in etwa 15-20 cm Entfernung platzieren und dann langsam zueinander hin und wieder voneinander weg bewegen– dabei auf die Empfindung achten.

- Egal, wer oder was behandelt wird – immer positive Gedanken in diese Richtung schicken.

- Nie Energie geben, wenn man keine Lust dazu verspürt.

- Während einer Sitzung auf die jeweiligen Gefühle achten (wenn man während, oder auch nach einer Selbstbehandlung z. B. Traurigkeit verspürt, weiß man welche Energie festgehalten wurde – es ist auch sehr sinnvoll darüber nachzudenken, warum das so ist).

- Lösen von etwaigen Machtansprüchen kann die eigene Entwicklung verstärken und beschleunigen.

Weiterhin ist zu sagen, dass es sich empfiehlt, ein kleines inneres Ritual zu entwerfen, um die Energien fließen zu lassen. Der Hintergrund ist der, dass sonst die Energien den ganzen Tag über fließen würden und man jedem, dem man z. B. die Hand gibt, auch zugleich Energie zukommen ließe – auch wenn diese Person dies evtl. gar nicht wollen würde.

Ein einfaches Ritual ist z. B. „Energie an" – und zum Ende (nachdem der zu behandelnden Person, laut oder in Gedanken, gedankt wurde) „Energie aus".

Wichtig bei der ganzen Anwendung sind die Gedanken! Wie bereits erwähnt, sollte nie eine Behandlung durchgeführt werden, wenn man keine Lust dazu hat, oder wenn einem die Person zutiefst unsympathisch ist, man schlechte Gedanken verspürt o. Ä. Dies würde sich auf das Lenken der Energien auswirken und nur negative Effekte mit sich bringen.

Vor einer Anwendung empfiehlt es sich, einige Minuten in Ruhe darauf einzustimmen, evtl. zu meditieren oder Ähnliches. Ich persönlich habe größten Respekt vor diesen Energien und finde, dies sollte auch der zu behandelnde Gast verspüren.

Je mehr man sich auf die Sache einstimmt und sich bewusst macht, was nun gleich passieren wird, desto mehr wird man unweigerlich erspüren und fühlen können. Die Intuition wird sich mehr und mehr entwickeln und man wird immer mehr helfen können (dürfen).

Wichtig:
Das Geistige Heilen ist ein Lebensweg, der mehr oder weniger immer um uns ist. Es wird hier die Seele geheilt und ist eine Hilfe zur Selbsthilfe. Wer es nicht zulässt seinen Geist zu reinigen oder die Seele zu gesunden, wer nicht loslassen kann oder mag – der kann und wird auch durch diese Methode nicht gesunden.

Wie zu Anfang bereits erwähnt: Ein gesunder Körper setzt einen gesunden Geist voraus.

Die Anwendung

An sich ist es so, dass man im Grunde den Klienten nur an einer Stelle berühren müsste (wie gesagt: das direkte Berühren ist nicht unbedingt notwendig, es reicht ein Hineinfahren in die Aura) und die Energien suchen sich darauf hin die jeweilige Stellen, an denen sie benötigt werden. Jedoch sagt einem auch hier der klare Menschenverstand, dass es sinnvoll ist, die Energie genau dahin zu übertragen, wo der Schmerz sitzt (z. B. bei einem Wespenstich, Kopfschmerzen, usw.). Wichtig ist auch hier wieder eine gelebte Intuition und Liebe zum Individuum.

Zu beachten ist, dass die Energien Blockaden lösen und diese von oben nach unten abgeben und über die Füße ableiten. Sollten aber im Körper größere Blockaden vorhanden sein, die mit der jeweiligen Anwendung nicht gelöst werden können, so können diese Kräfte nicht abfließen und könnten zu Schmerzen in den Beinen oder Füßen führen. Daher ist es wichtig, die Füße und Knie immer ausreichend mit Energie zu versorgen, damit alles abfließen kann.

Ich empfehle zu Beginn der Behandlung eine Lichtsäule zu kreieren, wohin die alte Energie hineinfließt und in die Urliebe transformiert wird. Der Ablauf ist folgender:

Im Namen des Vaters, des Sohnes und des heiligen Geistes kreiere ich hiermit eine Lichtsäule aus reinstem Licht und Ton. Diese Lichtsäule reicht vom Erdboden bis hinauf in die Gottwelten, bis hinauf ins Universum und schwingt in den höchsten Schwingungen reinster Liebe. – So sei es!
Möge Segen sein

Weiterhin empfehle ich, sich selbst vor Fremdenergien zu schützen:

Aus meinem Bauchnabel strömt nun ein gleißend helles Licht aus reinster Liebe, immer mehr breitet sich dieses reine Licht bestehend aus Spirit und Ton aus. Dieses Licht der reinsten Liebe, des Geistes und des Tones durchströmt jede

Faser meines Körpers, bildet einen vollkommenen Schutz der mich umhüllt und vollkommen schützt.

Es ist wichtig, diesen Schutz wahrzunehmen (wie auch immer).

Manchmal kann es sein, dass man nicht weiß, wo genau zu behandeln ist. Z. B. erklärt der Klient, er fühle sich im Allgemeinen etwas schlecht – orten kann er dieses Gefühl nicht genau. Hier empfiehlt es sich auf die Intuition zu hören, diese Intuition hat jeder von uns. Man kann sie schulen, bzw. lernen auf sie zu hören.

Hier eine kleine Anleitung:

- Setze oder lege dich bequem hin.
- Schließe deine Augen.
- Falte die Hände über deiner Brust in Höhe deines Herzens und bitte darum, dass die Energie ungehindert durch dich hindurchfließen möge.
- Bitte um Heilung oder/und Wohlbefinden des Empfängers.

- Nun hebe Deine Hände zum dritten Auge und bitte dein Höheres Selbst, deine Hände genau dorthin zu lenken, wo die Energie benötigt wird

- *Alternativ:* Fahre im meditativen Zustand die Aura ab und achte ganz genau auf deine Empfindungen. Spürst du an gewissen Stellen ein Kribbeln, ein Ziehen, ein Pulsieren, Kälte oder aber auch Schmerz, so kannst du davon ausgehen, dass hier „etwas nicht stimmt" – aber VORSICHT: behalte deine Empfindung für dich, sofern du rechtlich keine Diagnosen stellen darfst.

Es gilt nun abzuwarten und in sich hinein zu hören. Es ist vollkommen unterschiedlich, wie man die jeweilige Botschaft aufnimmt. Man kann die betroffenen Körperteile beispielsweise vor dem inneren Auge sehen, oder man weiß bzw. fühlt ganz einfach, was zu tun ist. Auch ist es möglich, die betroffenen Körperteile am eigenen Körper verstärkt zu spüren – alles ist möglich.

Hier gilt es, in sich hinein zu hören und der eigenen Intuition zu folgen!

Mentale Fernheilung – Energiepakete schicken

Nicht immer ist es der Fall, dass die zu heilende bzw. die mit Energie zu versorgende Person anwesend ist, oder dass es möglich ist, zu besagter Zeit anwesend zu sein (dies kann z. B. auch eine Schulprüfung sein) oder man sich selbst Energie geben möchte, aber man sich an der besagten Körperstelle nicht selbst berühren kann.

Hier ist es nun ebenso möglich, die Energie mental über die Ferne zu schicken.

Allgemeine Vorgehensweise:

- Stimme dich über eine Meditation ein.

- Stelle dir vor, wie ein angenehmer Energiestrahl von oben in dich eindringt und dich vollkommen mit positiver, heilsamer Energie erfüllt.

- Denke nun an die entsprechende Person. Du kannst auch ein Bild von ihr in Händen halten oder deine Hände über das Bild halten oder den Namen in deine Hände schreiben) – wichtig ist, dass du einen mentalen Kontakt aufbaust.

- Bitte dann dein höheres Selbst, der Person X möge nun heilsame, bzw. förderliche Energie zukommen.

- Nun sende den positiven Wunsch (z. B. Person X möge die Prüfung in vollkommener Ruhe und Souveränität durchleben) – „diese

Energie sende ich zum höchsten Wohle des Empfänger".

- Nach einiger Zeit wirst du merken, dass es genug ist – nun beende die Zeremonie.

- Danken.

Bist du nicht sicher, ob du der Person Energie schicken sollst, bzw. darfst, so empfiehlt es sich, das Höhere Selbst, z. B. während einer Meditation zu fragen, wie du verfahren sollst. Solltest du ein „Nein" bekommen, nehme es an und denke nicht mehr weiter darüber nach.

So ein Energiepaket ist natürlich auch individuell handhab- und nutzbar, z. B. für die Regeneration nach einer schwierigen Operation. Hier ist es sinnvoll analog wie oben zu verfahren. Zum Beispiel: „Ich bitte darum, dass der Person X ab jetzt alle 30 Minuten heilende und helfende Energie übersandt wird".

Diese Vorgehensweise ist auf alle Bereiche des Lebens adaptierbar, egal ob Wundheilung, schwierige Prüfungen, oder die Genesung einer Zimmerpflanze....

Im Allgemeinen ist es nutzbringend, wenn die Zeiten des Energieflusses mit der jeweiligen Person abgesprochen werden, so dass diese sich ebenfalls zeitgleich darauf einlassen kann. Ist dies aus einem bestimmten Grunde nicht möglich (z. B. weil man den Zeitpunkt der mündlichen Prüfung nicht genau weiß), so ist es möglich das Energiepaket auf den Weg zu schicken. Der jeweiligen Person teilt man dann mit, sie möge beim Beginn der Prüfung an ihr Höheres Selbst herantreten und es bitten „Ich bitte nun darum das Energiepaket von X abholen und wirken lassen zu dürfen".

Abschließend noch ein wichtiger Hinweis:

Alle hier vorgestellten Heilmethoden ersetzen keinen Besuch beim Arzt oder Therapeuten. Diese Art von Heilen ist immer nur zusätzlich zur ärztlichen Therapie einzusetzen, aber niemals „anstatt". Das jeweils im Lande gültige Recht ist zu beachten. Dieses Buch soll einen Einblick in den Bereich des Möglichen geben und lehren mit Energien sinnvoll umzugehen.

Weitere interessante Bücher, Hörbücher und Hypnose CDs sind auf

www.lifecollege.de

erhältlich!